Queridos Padres y Abuelos:

Es difícil pensar en un evento más perjudicial en la vida de una familia que el diagnóstico de cáncer en un padre o abuelo. De repente la familia se ve envuelta en una confusión, manejando numerosos asuntos que nunca habían sido previstos. Y mientras que los adultos están inmersos en la tarea de reorganizar sus vidas para comenzar el tratamiento, la mayoría de las veces las preocupaciones inmediatas y a largo plazo de los niños pequeños se pasan por alto y pierden prioridad.

Es en ese momento en que nosotros entramos en escena. La misión de la Fundación *The Children's Treehouse* (Niños de la Casa del Árbol) es asegurar que aquellos niños cuyos padres fueron diagnosticados con cáncer reciban las herramientas y el apoyo emocional para lidiar con los efectos psicológicos inmediatos y a largo plazo del cáncer de sus padres.

Trabajamos con hospitales oncológicos alrededor del país para ayudarlos a lanzar programas de apoyo para niños con padres o abuelos con cáncer. Nuestro programa sugerido de seis semanas (*CLIMB®—Children's Lives Include Moments of Bravery –* Las Vidas de los Niños Incluyen Momentos de Valentía) no sólo ayuda a los niños a aprender un poco sobre el cáncer, sino que también brinda un lugar seguro y agradable donde ellos pueden utilizar arte, juegos, y diarios para expresar sus sentimientos y emociones.

Hemos desarrollado este libro de actividades como apoyo al programa CLIMB. Aunque fue diseñado para este programa, el libro será igualmente útil para cualquier familia que se encuentre enfrentando el cáncer de un padre o de un abuelo. Compartir tiempo con su hijo o nieto mientras trabaja en este libro de actividades o después mientras revisa el trabajo realizado hará que esos momentos sean aún más significativos para ambos.

Este libro de actividades se convertirá en el diario personal creado por sus hijos o nietos para aprender la manera de enfrentar esta enfermedad. Una vez completado, servirá también como una útil referencia histórica para "recordar cuando…". Y si existieran páginas que sean especialmente memorables, notará que éstas están perforadas para poder retirarlas y enmarcarlas fácilmente.

Con los mejores deseos,
La Fundación Children's Treehouse

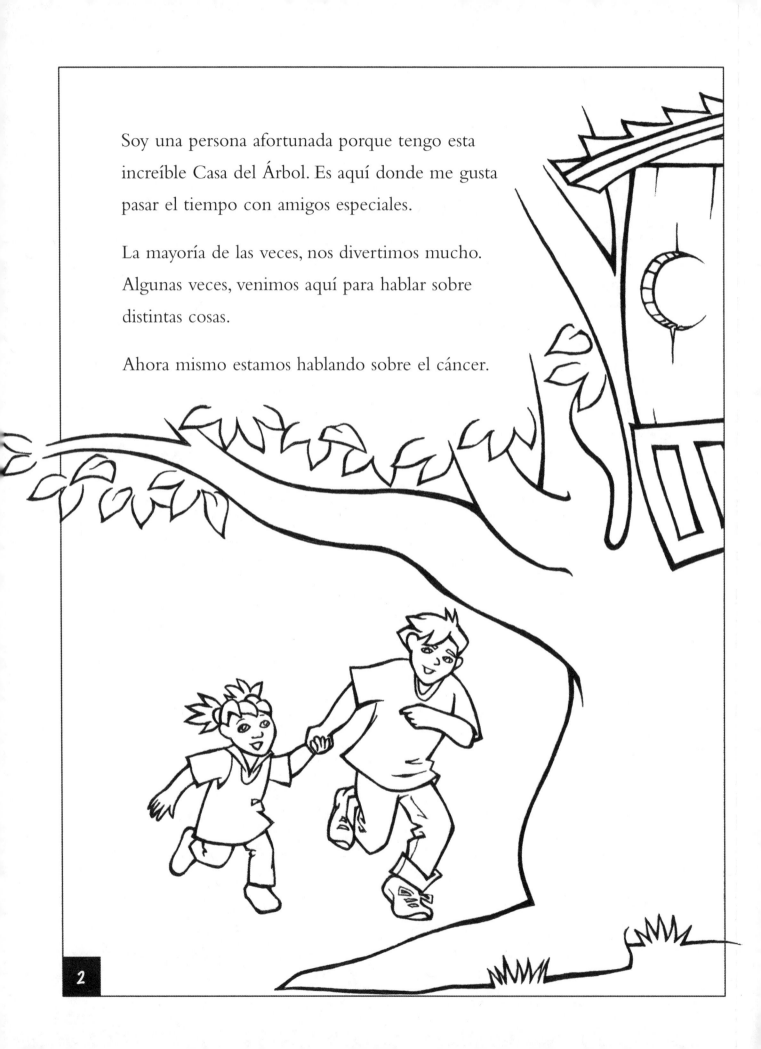

Soy una persona afortunada porque tengo esta increíble Casa del Árbol. Es aquí donde me gusta pasar el tiempo con amigos especiales.

La mayoría de las veces, nos divertimos mucho. Algunas veces, venimos aquí para hablar sobre distintas cosas.

Ahora mismo estamos hablando sobre el cáncer.

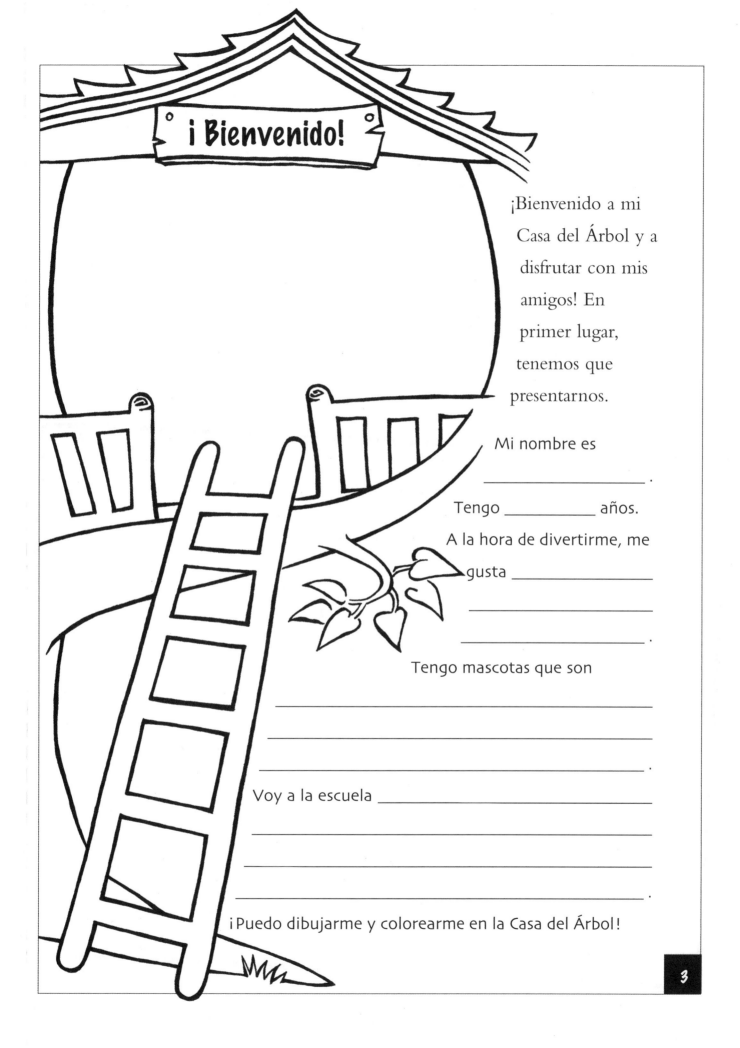

¡Bienvenido!

¡Bienvenido a mi Casa del Árbol y a disfrutar con mis amigos! En primer lugar, tenemos que presentarnos.

Mi nombre es

_____.

Tengo _____ años.

A la hora de divertirme, me gusta _____

_____

_____.

Tengo mascotas que son

_____

_____

_____.

Voy a la escuela _____

_____

_____

_____.

¡Puedo dibujarme y colorearme en la Casa del Árbol!

3

En CLIMB, conocemos enfermeras, trabajadores sociales, y a otras personas que son muy amables y nos ayudan a entender el cáncer.

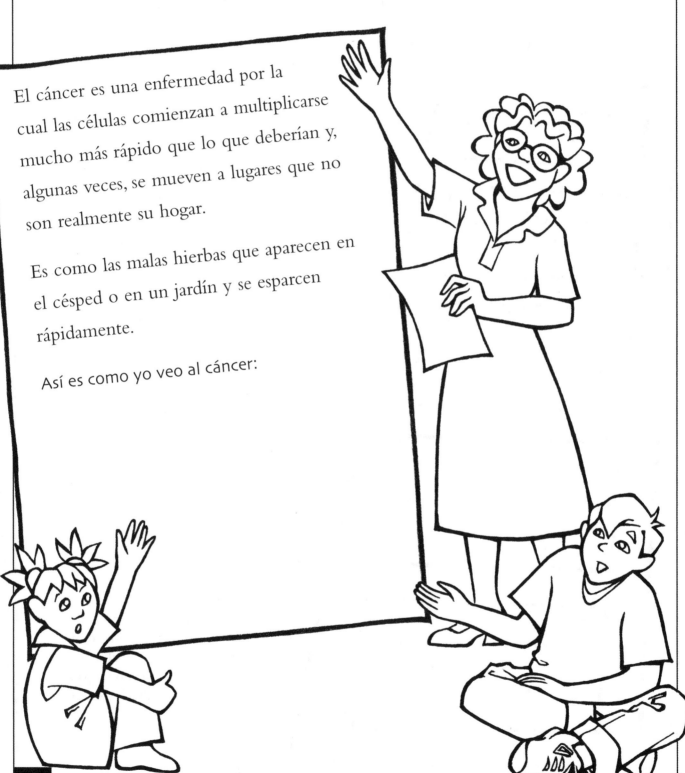

El cáncer es una enfermedad por la cual las células comienzan a multiplicarse mucho más rápido que lo que deberían y, algunas veces, se mueven a lugares que no son realmente su hogar.

Es como las malas hierbas que aparecen en el césped o en un jardín y se esparcen rápidamente.

Así es como yo veo al cáncer:

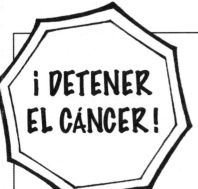

¡ DETENER EL CÁNCER !

Entonces, todas esas células que se reproducen tan rápido, pueden hacer que una persona esté muy cansada o enferma.

Pero la buena noticia es que aprendimos que una persona no puede "contagiarse" el cáncer como se contagia un resfrío. Es como si el jardín tuviera una cerca a su alrededor. Y así como hay maneras de eliminar las hierbas malas de un jardín, también existen formas de detener el cáncer.

¡Puedo inventar un eslogan o escribir un poema o dibujar un afiche para ayudar a detener el cáncer!

También aprendemos que mucha gente está ayudando para detener el cáncer, como los doctores y enfermeras.

Los doctores tienen distintas formas para intentar detener el cáncer. Una de las maneras se llama quimioterapia o "quimio," para abreviar. Se trata de medicinas muy fuertes que se aplican mediante un tubo.

¡Puedo imaginar y dibujar a la quimio deteniendo el cáncer!

Otra de las maneras en que los doctores tratan de detener el cáncer es usando radiación, que es un rayo de luz invisible que impide que las células del cáncer sigan creciendo.

No causa dolor. Pero la quimio y la radiación pueden hacer que una persona esté muy cansada.

¡Puedo imaginar y dibujar a la radiación destruyendo el cáncer!

Como las medicinas utilizadas para detener el cáncer son tan fuertes, algunas veces la gente sufre efectos secundarios. Los efectos secundarios son cambios en la manera en que una persona se ve o se siente.

Estar cansado es un efecto secundario. Otro efecto secundario en las personas que reciben quimio es la pérdida del cabello. Cuando la quimio termina, el cabello crece nuevamente, como las hojas que vuelven a crecer en los árboles en la primavera.

Hasta ese momento, a algunas personas les gusta usar pelucas por un tiempo. Por lo tanto, verás a tu mamá o a tu papá distintos, sin cabello, pero eso es bueno porque significa que la medicina está funcionando.

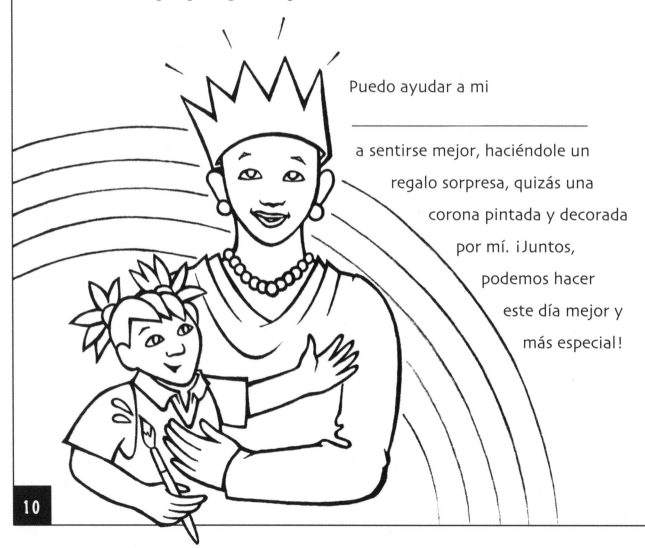

Puedo ayudar a mi

_____

a sentirse mejor, haciéndole un regalo sorpresa, quizás una corona pintada y decorada por mí. ¡Juntos, podemos hacer este día mejor y más especial!

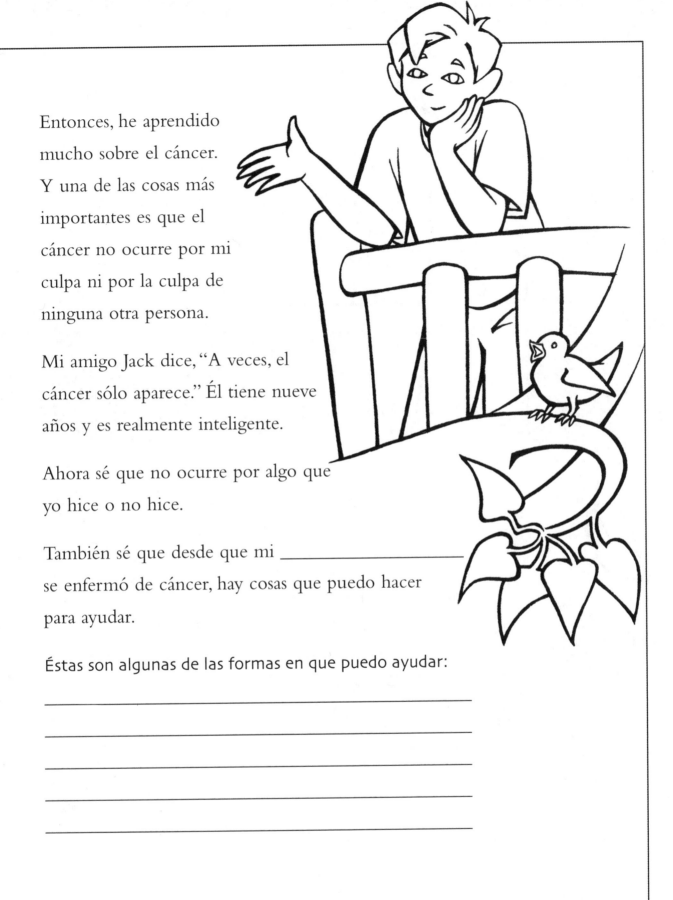

Entonces, he aprendido mucho sobre el cáncer. Y una de las cosas más importantes es que el cáncer no ocurre por mi culpa ni por la culpa de ninguna otra persona.

Mi amigo Jack dice, "A veces, el cáncer sólo aparece." Él tiene nueve años y es realmente inteligente.

Ahora sé que no ocurre por algo que yo hice o no hice.

También sé que desde que mi _____ se enfermó de cáncer, hay cosas que puedo hacer para ayudar.

Éstas son algunas de las formas en que puedo ayudar:

_____

_____

_____

_____

_____

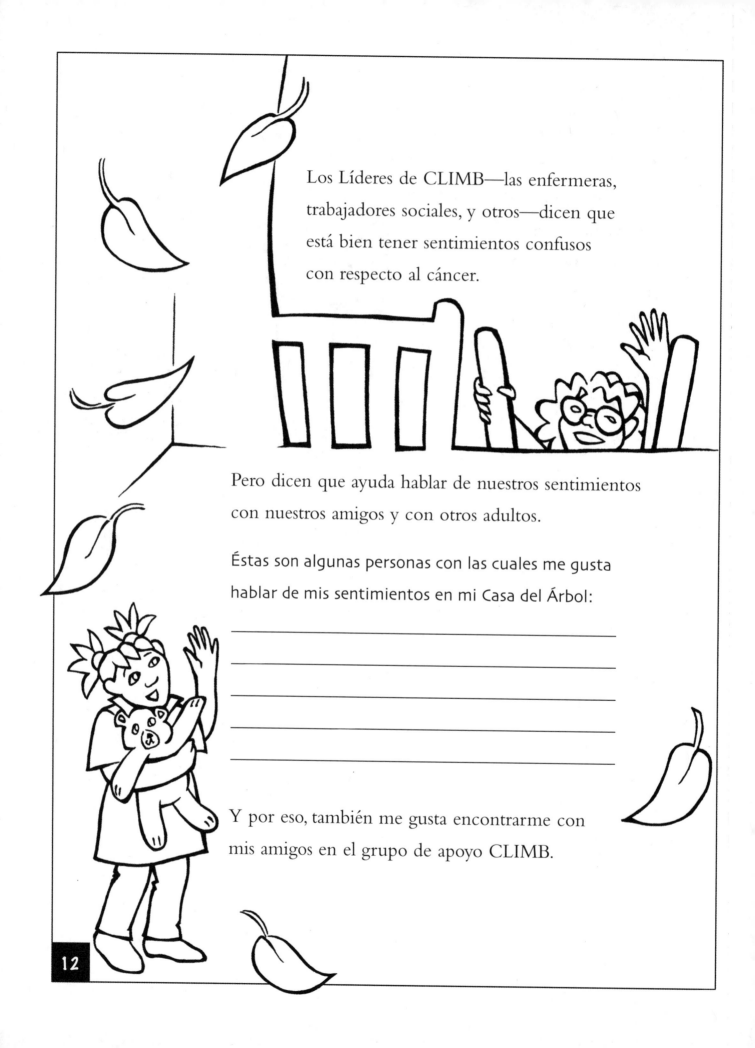

Los Líderes de CLIMB—las enfermeras, trabajadores sociales, y otros—dicen que está bien tener sentimientos confusos con respecto al cáncer.

Pero dicen que ayuda hablar de nuestros sentimientos con nuestros amigos y con otros adultos.

Éstas son algunas personas con las cuales me gusta hablar de mis sentimientos en mi Casa del Árbol:

_____

_____

_____

_____

Y por eso, también me gusta encontrarme con mis amigos en el grupo de apoyo CLIMB.

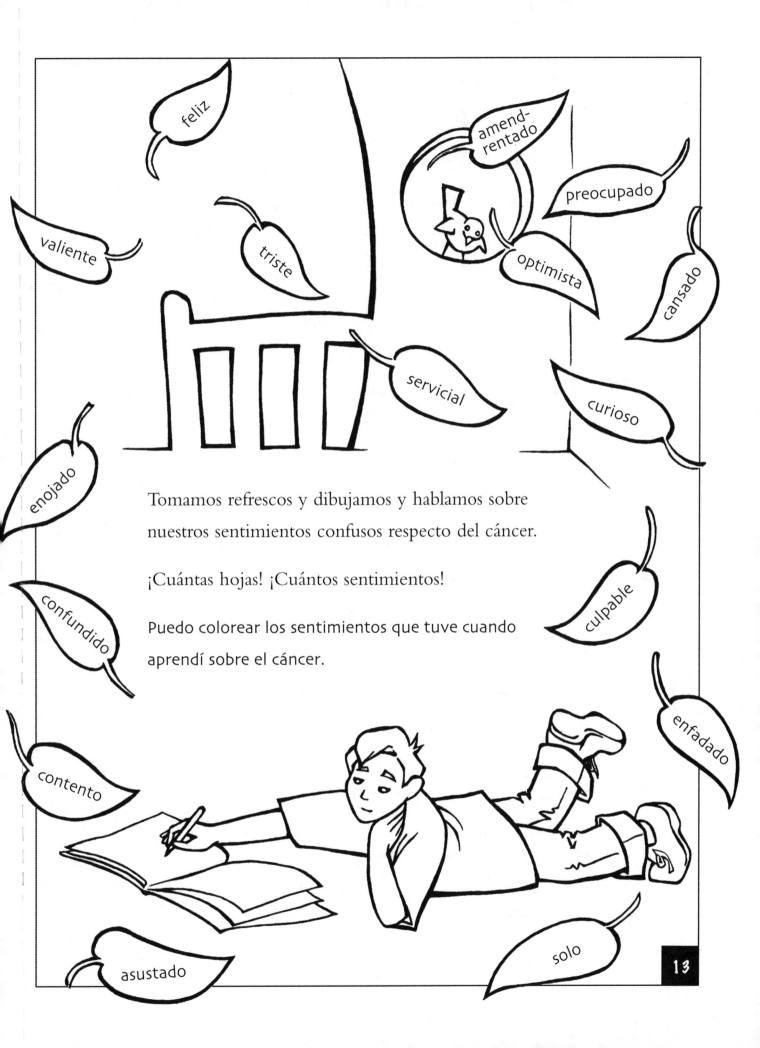

Tomamos refrescos y dibujamos y hablamos sobre nuestros sentimientos confusos respecto del cáncer.

¡Cuántas hojas! ¡Cuántos sentimientos!

Puedo colorear los sentimientos que tuve cuando aprendí sobre el cáncer.

13

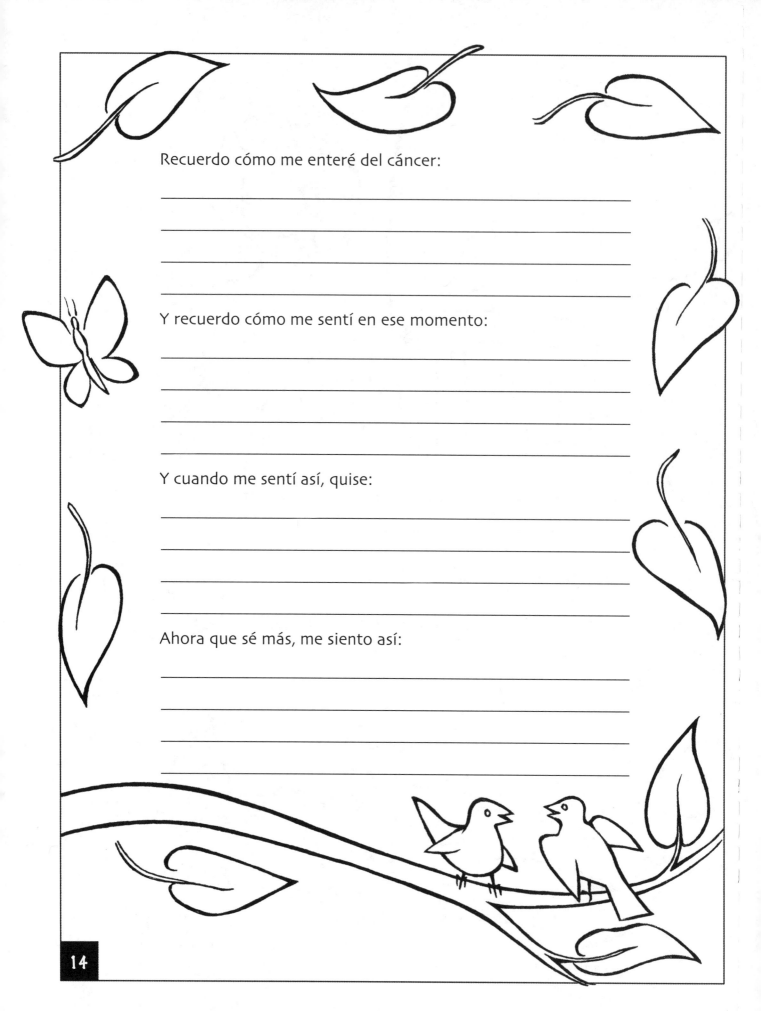

Recuerdo cómo me enteré del cáncer:

_____

_____

_____

_____

Y recuerdo cómo me sentí en ese momento:

_____

_____

_____

_____

Y cuando me sentí así, quise:

_____

_____

_____

_____

Ahora que sé más, me siento así:

_____

_____

_____

_____

¡Puedo arrancar esta hoja,
darla vuelta y hacer una
Máscara de Sentimientos!

Primero, puedo
COLOREAR una cara
que muestre cómo me
siento respecto del
cáncer.

Luego, puedo
COLOREAR una cara
del otro lado de la
hoja para demostrar el
sentimiento OPUESTO.

Después, ¡puedo CORTAR
sobre las líneas marcadas y
hacer agujeros para los ojos!

Puedo DOBLARLA a la mitad
por la línea punteada.

Puedo pegarla usando
CINTA O PEGAMENTO
junto con un palillo de
helado como manija.

¡Mi máscara tiene dos
lados para dos
sentimientos muy
diferentes!

Ahora, ¡puedo
CONTAR UN CUENTO
O REPRESENTAR UNA
OBRA para mostrar mis
sentimientos confusos
sobre el cáncer!

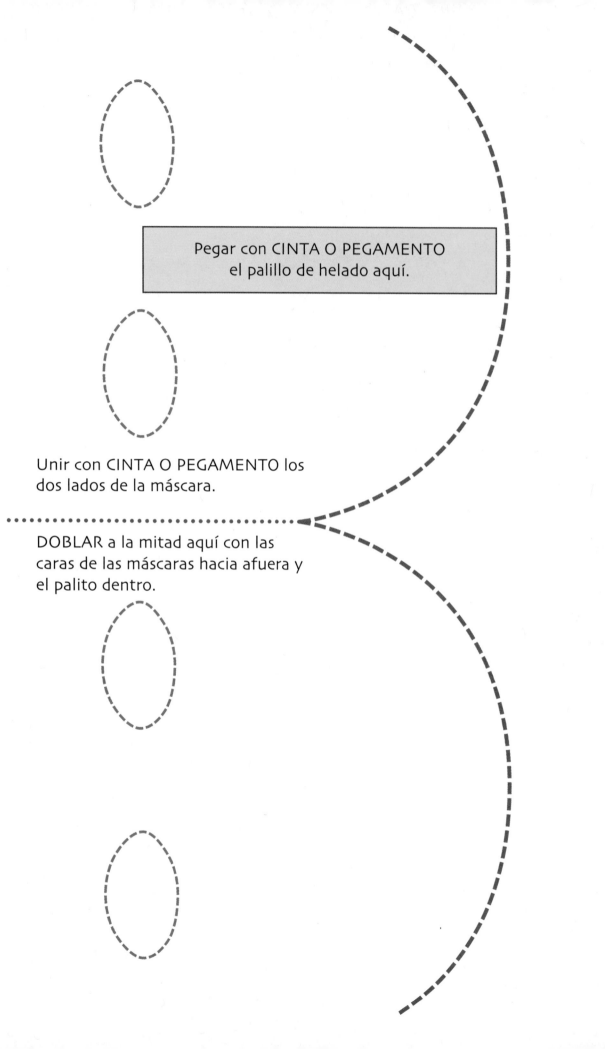

Pegar con CINTA O PEGAMENTO
el palillo de helado aquí.

Unir con CINTA O PEGAMENTO los
dos lados de la máscara.

DOBLAR a la mitad aquí con las
caras de las máscaras hacia afuera y
el palito dentro.

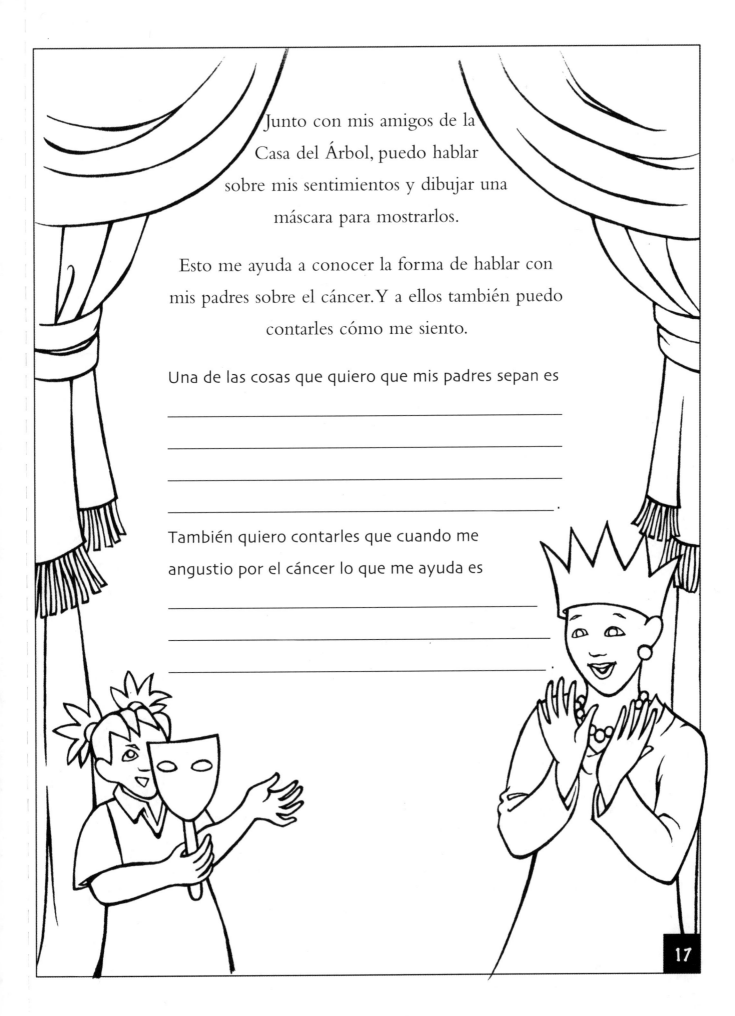

Junto con mis amigos de la
Casa del Árbol, puedo hablar
sobre mis sentimientos y dibujar una
máscara para mostrarlos.

Esto me ayuda a conocer la forma de hablar con
mis padres sobre el cáncer. Y a ellos también puedo
contarles cómo me siento.

Una de las cosas que quiero que mis padres sepan es

_____

_____

_____

_____ .

También quiero contarles que cuando me
angustio por el cáncer lo que me ayuda es

_____

_____

_____ .

_____

17

¡Puedo delinear la mano de mi _____ para hacer un árbol!

Escribamos algo que deseamos en cada dedo-rama.

Podemos colorear las hojas como los sentimientos y las estrellas por deseos. ¡Puedo ayudar a mi _____ a escribir sus sentimientos en cada hoja y sus deseos en cada estrella! ¡Antes de cortarlos para pegarlos en el árbol, demos vuelta la hoja y hagamos uno para mí!

Ahora, ¡también podemos colorear las hojas de MIS sentimientos y las estrellas de MIS deseos!

¡Mi _____ puede ayudarme a escribir MIS sentimientos en cada hoja y MIS deseos en cada estrella!

¡Ahora mi_____puede delinear

MI mano para hacer un árbol! Podemos escribir algo que deseo para

MÍ en cada dedo-rama. Luego, podemos recortar todas nuestras

hojas-sentimientos y estrellas-deseos y pegarlas en nuestros árboles.

En mi Casa del Árbol, podemos ver otros árboles que crecen y son fuertes como los nuestros.

Y a veces, mis amigos vienen a mi Casa del Árbol conmigo. Escalamos hasta mi Casa del Árbol y tomamos refrescos y coloreamos y hablamos.

Y a veces también, hablamos sobre el cáncer. Pero la mayoría de las veces, sólo nos divertimos. Me gusta estar en mi Casa del Árbol con mis amigos. Es un lugar genial y seguro para jugar.

Algunos de mis amigos de mi Casa del Árbol son:

_____

_____

_____

_____

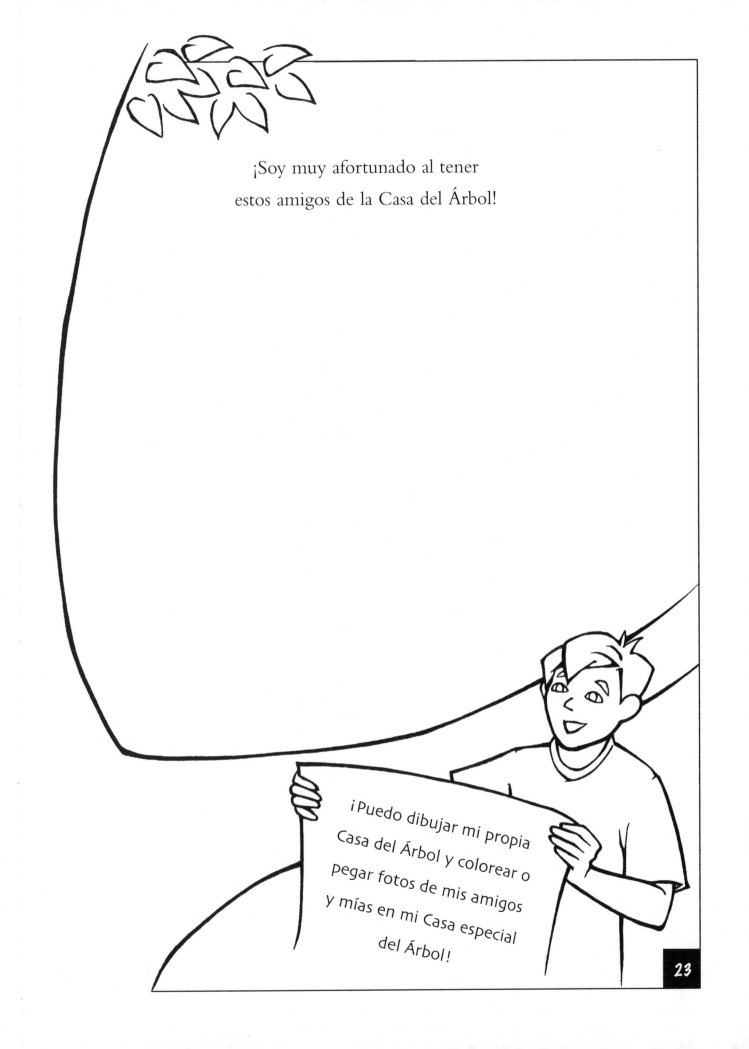

¡Soy muy afortunado al tener
estos amigos de la Casa del Árbol!

¡Puedo dibujar mi propia
Casa del Árbol y colorear o
pegar fotos de mis amigos
y mías en mi Casa especial
del Árbol!

23

Sobre Peter R. van Dernoot

Peter R. van Dernoot es el fundador de la Fundación Children's Treehouse. Situada en Denver, Colorado, su misión es asegurar que cada niño cuyos padres o abuelos fueron diagnosticados con cáncer reciba las herramientas y el apoyo emocional necesario para enfrentar los efectos psicológicos inmediatos y a largo plazo de la enfermedad de sus padres. Antes de crear la fundación en el 2001, Peter R. van Dernoot tuvo una extensa carrera en comunicaciones empresariales y relaciones públicas.

Sobre Gail Kohler Opsahl

Gail Kohler Opsahl, BFA, MA (Master en Artes), es una terapeuta artística residente del Centro Oncológico Anschutz del Centro Oncológico de la Universidad de Colorado y ha brindado programas artísticos y consultoría sobre gráficos a numerosas organizaciones, incluyendo el Hospital Adventista Centura Health Porter, el Proyecto AIDS de Colorado, y el Museo Natural y de Ciencias de Denver.

Debemos mucho a los profesionales de los centros oncológicos que contribuyeron con su entendimiento y su experiencia a la revisión de los contenidos de este libro de actividades. Entre ellos encontramos a Alison Faust, RN (Enfermera Matriculada), ND (Doctor en Naturopatía), CNS (Especialista en Enfermería Clínica), en el Centro Oncológico de la Universidad de Colorado; Tara Leflein, LCSW (Licenciada en Trabajo Social), MS (Master en Ciencias), en el Centro Oncológico Memorial Sloan-Kettering; Wendy Levin Peterson, MSN (Master en Ciencias de la Enfermería), APRN (Enfermera Matriculada de Practica Avanzada), en el Centro Oncológico del Hospital de Middlesex, Middletown, Connecticut; y Laura van Dernoot Lipsky, MSW (Master en Trabajo Social).

Este libro se encuentra disponible también en Inglés. La traducción al Español de esta edición fue realizada por Bridge-Linguatec, una empresa de capacitación de idiomas con sucursales en los Estados Unidos de Norteamérica, Argentina, Chile, y Brasil, fundada en 1983 por Raphael Alberola, ex presidente de Berlitz International, Inc.

AVON FOUNDATION

Los fondos para el libro fueron brindados por la Fundación Avon.

Fundación Children's Treehouse
50 South Steele Street, Suite 430
Denver, Colorado 80209
TEL.: 303-322-1202
E-MAIL: achildstreehouse@aol.com
www.childrenstreehousefdn.org